王彦权 著

王巨擘 王希擘 整理

卫生室的经方故事

| 第三辑 |

全国百佳图书出版单位

中国中医药出版社

·北 京·

图书在版编目（CIP）数据

卫生室的经方故事. 第三辑 / 王彦权著；王巨擘，王希擘

整理. --北京：中国中医药出版社，2025.5（2025.10重印）

ISBN 978-7-5132-2353-9

Ⅰ. R289.2

中国国家版本馆CIP数据核字第2025DA7575号

融合出版说明

本书为融合出版物，微信扫描右侧二维码，关注"悦医家

中医书院"微信公众号，即可访问相关数字化资源和服务。

中国中医药出版社出版

北京经济技术开发区科创十三街 31 号院二区 8 号楼

邮政编码　100176

传真　010-64405721

北京盛通印刷股份有限公司印刷

各地新华书店经销

开本 880×1230　1/32　印张 8　字数 158 千字

2025年5月第1版　2025年10月第3次印刷

书号　ISBN 978-7-5132-2353-9

定价　39.00元

网址　www.cptcm.com

服 务 热 线　010-64405510

购 书 热 线　010-89535836

维 权 打 假　010-64405753

微信服务号　**zgzyycbs**

微商城网址　**https://kdt.im/LIdUGr**

官方微博　**http://e.weibo.com/cptcm**

天猫旗舰店网址　**https://zgzyycbs.tmall.com**

如有印装质量问题请与本社出版部联系（010-64405510）

序
论吃还是家常饭

　　当你外出访问返回老家的时候，当你久居异乡经商兴业返回老家的时候，当你外出旅游返回老家的时候，当你外出走亲访友返回老家的时候，当你在外求学返回老家的时候，当你常年在祖国边陲手握钢枪保家卫国返回老家的时候，当你常年在外奔波打工赚钱返回老家的时候，你最想吃的第一顿饭一定不是什么山珍海味、珍馐美馔，而是伴你成长的米汤、面条、生腌白萝卜等家常饭。家常饭以其取材的方便性、搭配的随意性、口感的舒适性、氛围的温馨性，使人常吃常想，久吃不厌。

　　《卫生室的经方故事》从 2021 年第一辑的问世，到 2023 年第二辑的出版，以其朴实无华、务求真实有效为出发点，赢得了广大读者的青睐。第一辑到现在已经 5 次印刷，还常常出现"断货"。更有甚者，市场上出现了盗版的《卫生室的经方故事》。我想，之所以会出现这样的"繁荣景象"，归根结底，就是作者在叙述"经方故事"时，着眼于实，着眼于真，而不是哗众取宠，不求"高大上"，不戴虚无缥缈的大高帽，不缀可有可无的"花尾巴"，把辨证时的观察点写清楚，把治疗时的注意点交代明白就行。如果说，各位专家教授的长篇巨论是酒桌上的大鱼大肉等盛名佳肴，那么，《卫生室的经方故事》

就是红薯米汤就蒸馍。大鱼大肉等盛名佳肴可以在大场面招待嘉宾，但久吃则腻；红薯米汤就蒸馍能用来日常充饥，强身健体，受用终生。《卫生室的经方故事》第三辑即将付梓，小弟彦权邀我作序，谨以此应之。

王俊顾

2025 年 2 月 20 日

王俊顾，河南省洛阳正骨医院主任中医师。中医基础理论功底深厚，骨科临床实践经验丰富，尤其在中医正骨学方面造诣颇丰，时骨折脱位及其并发症的诊断和处理不落窠臼，自成一家。发表论文数十篇，完成专著 3 部，获得国家专利 6 项、省部级科技进步奖 6 项以及地厅级科技进步奖 5 项，学子遍及全国。其学术理论被越来越多的同行所接受。

前言
愿我走出半生，
归来仍是少年

　　今天上午，中国中医药出版社刘聪敏老师发来消息，问我从《卫生室的经方故事》第一辑出版，到第二辑的出版，日常的生活有什么变化？第二辑与第一辑相比，辨证体系有什么变化？

　　我先说说第二个问题，《卫生室的经方故事》第一辑里，在辨证方面，我特别重视方证辨证，但有时也掺杂了脏腑辨证；在第二辑里，也就是日常看病时，基本还是保持了这种特点。如果说有啥不一样的地方，那就是以前不太重视的辨病论治、专病专方，这两年在临床上发现，还是很有用的，比如苓桂术甘汤治眩晕，四味芍药汤治疗三叉神经痛等，疗效是可以复制的，临床看病应辨病与辨证相结合，另外，六经辨证、八纲辨证、脏腑辨证、卫气营血辨证等辨证方法，适合哪种，就用哪种，一切以取得疗效为标准，不必拘泥。

　　《卫生室的经方故事》第一辑出版后，一方面，卫生室的门诊量明显增加，特别是外省外地的患者明显增多，疑难重病患者也增加许多，这就要求我更加努力，不断学习，增加知识储备。另一方面，要时刻提醒自己，不能有一点成绩就沾沾自喜，骄傲自满，应不忘初心，脚踏实地，认认真真读书，踏踏实实看病，把病看好，为患者服务好，这是永恒的主题。《卫生室的经方故事》第一辑出版后，编辑张钢钢老师的教诲使我感动，并受益匪浅。老师说，在以后的工作中，还要坚持自己的风格，由感而发，有话实说，多讲故事，少讲道理，真实记录，千万不要为写而写……家人般的嘱托，我怎能忘记！学习临证，临证学习，随手记录，真实呈现，做一名有益于患者，无愧于时代，并经得起历史考验的中医大夫，是我不变的追求。

戒骄戒躁，砥砺前行；脚踏实地，仰望星空。愿我走出半生，归来仍是少年！

王彦权

2025 年 3 月 19 日

目录

桂麻泻心汤治疗荨麻疹

姬某，男，51岁，缑氏村人。反复荨麻疹几个月。患者体质壮实，平素易鼻塞，但一喝热水即缓解，大便两日一行。舌红，苔薄白，脉弦。

思辨：患者平素易鼻塞，喝热水即解，说明患者有表寒；反复荨麻疹，也是风寒外袭之表现，日久不愈，说明正气不足，无力鼓邪外出；大便两日一行，舌红，稍有里热。扶正用桂枝汤，解表用麻黄汤，清热用三黄泻心汤，故用桂枝麻黄各半汤合小量三黄泻心汤。

处方：麻黄8g，桂枝12g，白芍12g，杏仁10g，甘草10g，大黄3g，黄芩3g，黄连3g，大枣6枚。7剂。

药服完，患者反映，诸症基本消失，守方继续巩固疗效。

不好治的病，医生也要努力

今天诊治一例肝硬化肝癌复诊患者，7天前来诊，来时伴见腹水，口干，小便少，大便干，腹胀，黄疸明显，腹大如鼓，腹壁青筋明显，脐突，舌红，脉弦。当时辨为气滞血瘀，水热互结。处方茯苓饮合当归芍药散加小量大黄：

党参15g，白术15g，茯苓20g，陈皮10g，枳实10g，干姜 1g，当归 10g，白芍 20g，泽泻 10g，川芎 5g，大黄 3g，大枣 6 枚。7 剂。

药服完，今日患者复诊，黄疸已部分消退。患者反映，身体有力了许多，小便通畅，腹胀也减轻了许多。

肝癌一病，虽然难治，但作为医生，也要努力想办法，尽量为患者减少痛苦。当看到患者高兴，作为医生，心中也充满了自豪。

经方可以加减吗

关于临床经方是加减还是不加减，个人认为，经方之所以叫经方，是经过千锤百炼的，其组成严谨，疗效确切，一般情况，其结构最好遵循，但其中的药量，可以变化，以半夏泻心汤为例，如患者口疮严重，心烧明显，芩连的量可以适当加大；如患者大便不畅快，这时干姜量则宜减少，并可少佐大黄，但干姜不可去掉，去掉则原方结构就变了，患者服后常出现不适；如下利明显，干姜则宜量大。另外如有合证，则合证合方，如合小陷胸汤、四逆散、小建中、枳术丸、小柴胡等，总之方的组成最好不变，但方中的药量，应随症增减，不必拘泥。

温阳益阴、活血安神疗胸痹

赵某，女，57岁，诸葛人。2021年10月4日来诊。因冠心病住院回来已半月，胸闷依旧，伴见头胀、头晕，出汗，身无力，嗜睡，睡觉做恶梦，舌暗，苔薄白，脉沉细无力。

看过病后，患者问：这病吃中药中不中？我说：在古代，就没有西医，有病全靠中医，您就感受一下中医的魅力吧。

处方：附子8g（久煎），干姜6g，甘草10g，薤白13g，党参15g，麦冬15g，五味子8g，牡蛎60g，丹参15g，川芎6g，大枣6枚。7剂。

煎药机煎69分钟，一日3次，每次服200mL。

患者反映，服药至第5天，诸症消失，疗效显著。

按语：此病之辨，首辨虚实。患者身无力、嗜睡、汗出、脉沉细无力，虚证明显，是阴阳俱不足之证，扶阳用四逆汤，养阴用生脉饮；胸闷、舌暗，虚中夹实，心阳不振，心脉瘀阻，故用薤白、丹参、川芎，通心阳、活血化瘀，因此病整体是个虚证，故丹参（"一味丹参，功同四物"，扶正力大）量宜大点，川芎活血力强，量宜小；晚上做噩梦，体虚虚阳外浮，故用大量牡蛎，滋阴潜阳安神，兼敛精气。全方以扶正为主，兼以通阳活血安神，因方证病机对应，故取捷效。

吃过早饭就又想睡，这是咋回事

姬某，男，40岁。平素有糖尿病，近一段时间吃过早饭就又想睡，眼都睁不动，严重影响工作，伴见手足冷，放屁多，视物不清，苔腻，脉沉。

思辨："少阴之为病，脉微细，但欲寐"。刚吃过早饭，就又想睡，结合脉沉，手足冷，是少阴阳虚之证，故用四逆汤合麻黄附子细辛汤，振奋阳气，通达阳气；苔腻，脾虚湿盛，湿邪致病，也易致身体困倦，故用四君子汤，健脾除湿；因平素有糖尿病，又有脾虚表现，故佐山药，健脾还可敛津；视物昏花，加菊花明目。

处方：附子8g（久煎），干姜6g，甘草6g，麻黄5g，细辛3g，山药15g，党参15g，白术15g，茯苓15g，菊花3g。7剂。

疗效：药服完，患者反映，上午已不瞌睡，怕冷消失，眼也明亮了许多。

肝硬化腹水小验

曲某，男，63岁，巩义人。肝硬化腹水已8年，近一段时间加重，曾出现肝昏迷2次，消化系出血2次，经人介绍来诊。舌暗，苔薄白，脉沉弦。

说实在，看这病风险极大，患者随时会出现生命危险，但看到患者无助的眼神，再难也要想办法。

思辨：大病久病，正气大衰，故宜扶正为本，兼以祛邪；见肝之病，知肝传脾，故又以健脾助运为要；腹水严重，又兼舌暗，水饮瘀血，故在疏肝健脾的同时，应利水养血活血（因有消化道出血史，不能用破血之品，宜用扶正类活血药，并且量不宜大）。方选茯苓饮合当归芍药散。

处方：党参15g，白术15g，茯苓15g，陈皮6g，枳壳10g，干姜4g，当归10g，白芍20g，泽泻15g，川芎5g，大枣6枚。5剂。

疗效：药服完，患者来电话说，这药服后小便通利，尿量增多，腹胀明显好转，并让我一定记住这个方，等再诊时还要接着用……

平中见奇的四君子汤

孙某，女，46岁，大口南窑人。患者肝癌、胆管癌、肝硬化腹水，来诊时刚住院回来，吃不下饭，身极无力，坐都坐不住，面黄，口干，脉弦。

思辨：此患者大病之后，正气耗伤，故腹水虽重，不可猛攻，治宜补正气，兼以利水。方选四君子汤，因有口干，佐牡蛎，既可养阴，又可软坚散结。

处方（中药免煎颗粒，相当于生药量）：党参10g，白术10g，茯苓10g，甘草3g，牡蛎20g。一日2次，冲服。

疗效：服药8天，患者已能吃饭，体力增加，面色及精神明显好转。

按语：脾胃为后天之本，气血生化之源，在很多疑难病、大病，无办法的情况下，从脾胃入手，顾护后天，往往还有一线生机。如此案，用四君子汤，补益脾胃，让患者先能吃点饭，让脾胃动起来，中医讲运化能力变强，则腹水自然会缓解。四君子汤是个平常小方，却获非常之效，不得不再次感叹中医之神奇。

尿疼治验

武某，女，49岁。因尿急、尿频、尿痛在郑州某医院住院，检查示肾积水，放置输尿管支架后，症状依旧，住院8天，出院后来诊。症见：尿急、尿频、尿痛，夜尿多，少腹胀痛，舌红，苔薄白，脉弦。

处方：当归10g，白芍30g，泽泻15g，白术15g，川芎10g，茯苓15g，肉桂3g，附子8g（久煎），熟地黄15g，山药15g，山萸肉12g，牡丹皮10g，大枣6枚。7剂。

疗效：药服完，患者复诊言：服药至第4天，诸症消失。

按语：临床上很多疾病，是脏腑功能的不协调而造成的，

并不一定是局部所引起的。如此案，按照西医检查结果去处理
却乏效，而按中医思辨，夜尿多，肾气不固；少腹胀痛，气滞
血瘀；结合尿急、尿频、尿疼，水液代谢障碍。故用肾气丸补
肾固摄，兼以利水；用当归芍药散疏肝（理气）健脾（脾主运
化水湿），活血利水。全方扶正祛邪，调和肾肝脾之功能，兼
以理气活血利水，脏腑功能协调了，病则自然痊愈。

治肾病，也得方证对应

王某，男，35岁，河北邯郸人。于2021年9月25日首
诊。患者自述患肾炎3年，其表现：额头紧，鼻塞，头晕，胸
闷，眼睑水肿，胃胀，泛酸，左耳鸣，少腹压之满硬，舌红，
苔薄白，脉弦。

思辨：额头紧、鼻塞，太阳表寒证；眼睑水肿、心悸、胸
闷、头晕，水饮为患（水饮犯头则眩，犯心则悸，犯肌肤则
水肿，水饮停聚胸中，阻碍阳气、阻碍气机则胸闷）；胃脘胀
满、泛酸，心下痞证；少腹满硬，一来因肠腑不通畅，二来
与水饮内停有关。故方用三拗汤外解风寒，提壶揭盖、宣肺
利水；苓桂术甘汤，温化水湿；半夏泻心汤辛开苦降，畅达
中焦。

处方：麻黄6g，杏仁10g，甘草10g，茯苓20g，桂枝
13g，白术15g，半夏15g，黄连5g，黄芩10g，干姜6g，党

参 15g，薤白 12g，山楂 15g，牡蛎 60g，大枣 6 枚。7 剂。

药服完，患者于 10 月 3 日复诊，头晕、额头紧、胸闷、眼睑水肿均明显好转，但胃胀依旧，并且伴见两胁下胀疼。胁下胀疼，四逆散证；胃脘胀满，心下痞证，半夏泻心汤证。合证合方，二诊处方如下：

柴胡 12g，白芍 20g，枳实 10g，甘草 10g，半夏 15g，黄连 5g，黄芩 10g，干姜 6g，党参 15g，山楂 15g，鸡内金 15g，白术 15g，大黄 3g，大枣 6 枚。

服上方 7 剂，患者反映，诸症大轻，守方又服 7 剂（寄药）后，第 3 次面诊，患者高兴地说：这药效果真好，现在浑身轻松，这不，两位亲戚听我说后，也一块来让您也看看……

中医看病，有两大特点：一是整体观念，二是辨证论治。作为一名中医大夫，临床看病，都要遵循这两点，只有这样，才能事半功倍，取得疗效。

治怪病，还是中医思维

刘某，男，56 岁，缑氏村人。脾大（较重）3 年，1 周前来诊，症见：消瘦，大便溏，大便有解不净感，左胁下痛，走路快胸闷，手麻，舌淡红，苔白腻，脉弦。

处方：党参 15g，白术 15g，茯苓 10g，甘草 10g，干姜

8g，当归 10g，白芍 20g，泽泻 10g，川芎 6g，丹参 10g，大枣 6 枚。7 剂。

疗效：7 剂服完，患者于 2021 年 10 月 28 日复诊，言：这药服后人很舒服，诸症已明显好转。遂守方又开 7 剂，巩固疗效。

按语：此病之辨，脏腑辨证较易，大便溏、大便有解不净感，脾虚之证；左胁下不舒，肝郁之候。再辨方证，大便溏、大便有解不净感，理中汤证、四君子汤证；脾大，并且左胁下疼，肝郁，结合手麻，血瘀，再考虑到有脾虚湿盛之表现，典型的肝郁脾虚、血瘀水泛之当归芍药散证。合证合方，既辨脏腑，又辨方证，因方证病机对应准确，故取得了很好的疗效。

── 患者对这个"酸梅汤"，赞不绝口 ──

李某，男，52 岁，南阳人。2021 年 10 月 14 日首诊。心慌、胸闷 4 年，伴见心烦，肚脐处有水汪汪感，病发作时用枕头顶住肚子，放几个屁会舒服点，曾在北京某医院就诊，但乏效。自述当时因受惊吓，加上生气，天热又洗了个冷水澡引起。舌红，苔略腻，脉弦。

处方：党参 15g，麦冬 15g，五味子 10g，桂枝 18g，甘草 15g，丹参 15g，薤白 15g，附子 8g，茯苓 20g，白术 15g，干姜 6g，大枣 6 枚。

嘱患者首煎69分钟，二煎40分钟。一日两煎，分2次服。

疗效：头诊开药5剂，二诊开药7剂，患者服药12剂，于11月4日下午三诊。因当时就诊患者少点，该患者就和我聊了一会儿。患者高兴地说：这药服上头一天即见效，服了这12剂药，病好了能有八成。因为自己也好看中医书，知道药中有附子，头煎熬了2个小时。这药味道跟"酸梅汤"一样，酸酸的、甜甜的，好喝还有效。

按语：此病之辨，首辨虚实，患者心悸胸闷发作时，用枕头顶住肚子会缓解，中医学讲喜按者为虚证，故大方向此证属虚证；患者心中悸动不安，脐周有水汪汪感，说明有水饮为患；胸闷，心阳不振，心脉瘀阻；患者心烦，结合大方向属虚证，是气阴不足、虚阳外浮之表现。故用生脉饮、桂枝甘草汤、四逆汤阴阳双补，兼以定悸；真武汤合苓桂术甘汤，温阳化饮定悸；合丹参、薤白，通心阳、活血，疗胸闷。全方以扶正为主，兼以化水饮、活血。方证对应，患者感觉有效还好喝。

病不大，痛苦年余；
方证对，效如桴鼓

王某，女，31岁，洛阳市区人。2021年10月22日首诊。自述剑突下及胸骨下段左侧这一片不适，咋不适自己也说不上来，说闷不是闷，说痛不是痛，里边总有不透感，伴见打嗝，自觉有气上冲咽喉。舌红，脉弦。

思辨：此患者剑突下及胸骨下段左侧有不透感，从病位看，与胃、心关系最密切。从方证看，内有不透感，首先，内有郁（瘀）结。"百病皆由痰作祟"，结合舌红，是痰热互结之结胸证，小陷胸汤证；其次，打嗝，有气上冲咽喉，剑突下（心下）不适，是胃腑不畅、胃气上逆之半夏泻心汤证；最后，久病必瘀，胸骨下段左侧（心前区）有不透感，心脉瘀阻，气滞血瘀，丹参饮（以薤白易檀香，通胸痹力强）证。

处方：瓜蒌15g，半夏15g，黄连5g，丹参15g，薤白15g，砂仁5g，黄芩10g，干姜6g，党参15g，甘草15g，大枣6枚。7剂。

煎药机煎56分钟，一日3次，一次200mL。

疗效：患者于11月5日陪母亲来门诊看病，告诉我，服上方两剂，诸症即消失，疗效甚好，因病久怕不牢靠，想再开几剂巩固巩固。

按语：患者局部有不透感，说明"不通"为主要病机，从表现、病史分析，属痰、瘀、热互结，兼有中焦不畅、胃气上逆，并从胃、心为主要靶点辨方证，再以"通"为治疗原则，因方证病机相合，故取捷效。

看舌象，辨病机，疗头晕

王某，女，66 岁，王七人。2021 年 10 月 31 日来诊。头晕 1 个月，伴见口干、便干，舌暗红，花剥苔，脉细弦。

咱先分析一下这个病。患者舌暗红，花剥苔，暗主瘀，红主热，花剥苔主阴虚；口干、便干，肺胃阴虚失濡之表现；至于头晕，结合舌脉，证属阴血不足，兼有血瘀。滋养肺胃，用麦门冬汤；养血活血，选四物汤。

处方：麦门冬 30g，半夏 10g，党参 15g，甘草 10g，生地黄 10g，当归 10g，白芍 10g，川芎 6g，牡蛎 40g，大枣 6 枚。7 剂。

扫码看舌象

疗效：药服完，患者于 11 月 7 日复诊，诸症已大减轻，舌象也明显好转。

治咳嗽的方，只要病机对应，也可治湿疹

今天复诊一患者，是石村一大姐，3 天前来诊，手腕处患湿疹日久，自述钻心的痒，但不会喝中药，看有办法没有。我给大姐讲，可以少开点中药免煎剂，量少好喝点，可服服看看。

处方（中药免煎剂，量相当于生药量）：麻黄 6g，杏仁

10g，生石膏 15g，甘草 3g，生地黄 10g。一日 2 次，冲服。

服上方 3 天，大姐复诊言，钻心痒的感觉已消失，局部皮疹也明显减轻。

按语：中医同行一看，可能会说，这不是治咳名方麻杏石甘汤加生地黄吗？对！此患者湿疹奇痒，病在表，局部红、渗液，有湿有热，故用麻黄解表透邪止痒，用杏仁化痰（湿），生石膏清里热，甘草调和诸药、解毒。佐生地黄一味，滋阴清热，一来防麻黄辛燥伤津，二来滋养肌肤，还可清热。中医学讲的方证对应，是方与证的对应，更是方与病机的对应，如此案，咳嗽、湿疹病不同，但只要病机相同，就可以用相同的方子去治疗。

手足汗出数年，
四逆泻心效佳

李某，男，46 岁。2021 年 10 月 30 日首诊。手足汗出数年，诸法不效。患者身材魁梧，平素喜饮酒，啤酒肚，大便溏、一日几次，腹部压之满硬，伴见阳痿。舌体胖大，质红，苔薄白，脉弦。

处方：柴胡 12g，白芍 12g，枳壳 10g，甘草 10g，半夏 15g，黄连 3g，黄芩 8g，干姜 8g，党参 8g，山楂 10g，鸡内金 10g，牡蛎 60g，大枣 6 枚。7 剂。

药服完，患者于 11 月 9 日复诊，反映服上方 1 天，手足汗出即消失，现大便已正常，并且自觉肚子软和许多。

按语：患者便溏，舌体胖大，脾虚为患；平素喜饮酒，肚子大，压之满硬，胃有积滞与积热；身材魁梧、脉弦，故阳痿并非虚证，乃肝郁（肝脉绕阴器）之候；至于手足汗出，胃腑不畅，热邪迫津外泄之表现。故用四逆散疏肝解郁，半夏泻心汤清胃热、健脾助运，辛开苦降，畅达中焦，佐牡蛎以敛汗。

此患者手足汗出数年，服药一剂见功，我想并非牡蛎一药之功劳，半夏泻心汤畅达胃腑，使邪热快速从肠道排出，是起效快的关键。

轻可去实疗重疾

半个月前看一患者，在看过病后，他说想让给其患胃癌（手术后）的父亲也看看，因患者在延安，不能来诊，我一般不网诊，怕看不准，耽误病情，可患者讲，其父亲年龄大，行动不便，过不来，我被其孝心打动，遂破例网诊 1 次。视频见，大伯地道老农形象，纯朴、实在、热情，其人消瘦，精神尚可。大伯讲，手术后几个月，无食欲，口干，右腿困。观其舌红，少苔。

处方：麦冬 20g，党参 15g，甘草 10g，干姜 3g，白芍 15g，山楂 10g，鸡内金 10g，大枣 6 枚。10 剂。

疗效：2021 年 11 月 10 日，大伯女儿来电话言，父亲一顿已能吃一大碗饭，疗效甚好，想让再开点药巩固巩固。

按语：此病的辨点，患者身瘦，舌红，少苔，典型阴虚之候，无食欲，有胃癌史，病位在胃，故方选麦门冬汤，滋养胃阴。因津液亏乏严重，故减半夏；因有腿困，故加白芍，芍药甘草汤可缓急止疼，另外对缓和胃、食道平滑肌紧张（胃癌、食管癌常见吞咽困难），也有很好疗效。

作为一名医生，每张处方，就好比写一篇文章，既要主题明确，又要思路清晰，争取做到多一味多余，少一味不足。临床只要辨证准确，轻药也可去大病。

——— 中医中药，用对了，疗效快捷 ———

上午接一电话，是新安县一位患者老伴打来的，电话那头，老伯难掩激动地告诉我："都轻了，都轻了，中医疗效真好！"

记忆又回到 2021 年 10 月 28 日上午，患者是一老太太，70 岁，身体极其虚弱，呈虚胖贫血貌。患者反映，自己子宫切除后，已化疗 6 次，放疗了 1 个月，出现肾积水，在医院放支架后，还是尿急、尿频、尿不利、肉眼血尿，伴身无力，腰痛，少腹两侧痛，痛苦异常。舌红，脉弦。因听其女儿讲，曾见我有治愈的相似病例，遂来诊。

思辨：患者大病化疗、放疗后，正气不足，身无力、虚胖贫血貌也是佐证，结合尿频、尿不利，乃肾气不足、肾气不固之表现，故首选肾气丸，阴阳双补，扶正气兼以固摄小便；尿红、尿疼，虚中夹实，阴虚火旺之候，故用知母、黄柏滋阴降火；患者少腹两侧痛，不通则痛，当归芍药散证。

处方：知母10g，黄柏10g，肉桂3g，附子6g（久煎），熟地黄15g，山药15g，山萸肉15g，茯苓15g，泽泻10g，牡丹皮10g，当归10g，白芍20g，白术15g，大枣6枚。7剂。

看完病，还有一小插曲。患者老伴问我，这病你能治好不能，几天能见效。说实在，现在的中医大夫，很难当，大多求诊的患者，都是西医治来治去，治不好才来找中医"试试"。我给大伯讲，看病要有平常心，病久了，也要给医生点时间，在没用药以前，都是未知数，既不要把中医想太神，也不要说中医"不神"，中医也是科学，中医也是有章法可循的，效不效，用用才知道。

实践说明，中医中药，用对了，疗效快捷。

经验源于临床，久泻案一则

孙某，女，65岁，庞村镇彭店村人。2021年11月5日来诊。腹泻3年，近几月加重，一天泻十几次，晚上胃中悸动，伴见口干、失眠、多梦。平素体胖，有糖尿病，几月前曾放心脏支架。舌红，苔薄白，脉弦。

思辨：泄泻3年，久病必虚，属太阴脾虚，故用理中汤温中健脾，四君子汤健脾除湿；口干，一可能因久泻伤津，二为有热，结合失眠、多梦，火旺之候，故选用葛根芩连汤加山药，清热、升阳（津）止泻，兼以固津。

处方：党参15g，白术15g，干姜10g，甘草10g，茯苓15g，葛根20g，黄连5g，黄芩6g，山药15g，大枣6枚。5剂。

疗效：11月12日患者复诊，反映服药头两天，腹泻反而加重，大便色暗；服至第3天，腹泻减轻，大便颜色转黄；到第4天、第5天大便已成形，一日1次。但失眠尚存（有改善）。守方又开5剂巩固疗效。

按语：此方治疗久泻，我常用之，有效率很高，其特点，就是寒热并用。故其所对的证，必须是寒热错杂之证（寒多热少），即主证太阴证中会夹杂部分阳明证（可以意会不可言传，可能形容得不太准确）。如此方疗效不好时，可以辨证使用乌梅丸（味难喝点）。

方证对应，以不变应万变

郜某，女，46岁，庞村镇窑沟村人。一周前来诊，西医检查示子宫腺肌病合并腺肌瘤，宫颈囊肿。主症：月经4个月未至，左侧胁下近腰部、腹股沟痛，腿软无力，大便一日四五次，一次一点，解不利，有下坠感。怕冷，口干，失眠。舌红，苔白腻，脉沉弦。

处方：当归10g，白芍30g，泽泻15g，白术15g，川芎15g，茯苓15g，大黄5g，附子9g（久煎），甘草10g，桂枝15g，桃仁10g，牡蛎60g，大枣6枚。7剂。

疗效：7剂药服完，患者于11月13日复诊，言服药至第4天，月经至，诸症减轻；药服完，诸症基本消失。

按语：患者月经4个月未至，伴胁下、腹股沟痛，气滞血瘀；苔腻，有痰湿；大便不利，脾虚，这里边包含两个方证：一是肝郁脾虚、血瘀水泛之当归芍药散证，二是下焦蓄血之桃核承气汤证；身无力、怕冷，机体阳气不足，是阳气不畅之附子、桂枝药证；口干，失眠，牡蛎药证；大便一日四五次，一次一点，伴下坠，身无力，大黄附子甘草汤证。合证合方，因方证、药证对应，故取佳效。

类风湿关节炎病剧疼难忍，桂枝芍药知母汤效如桴鼓

2021年10月31日傍晚看一位患者，郑州人，来诊时太晚，我已下班，考虑到患者长途奔波，来一趟不易，遂约至县城家门口看诊。

王某，女，64 岁。患类风湿关节炎多年，患者关节疼得直哭，手已严重变形，伴见怕冷，出汗，便干，右胁不舒，休息不好。舌红，花剥苔，脉弦紧。

思辨：患者关节剧疼、怕冷，寒邪郁闭；口干、便干、出汗，有热；舌红，花剥苔，热盛津伤。故此病证属寒热错杂，虚实并见。方选桂枝芍药知母汤加减。

处方：桂枝 10g，白芍 60g，知母 15g，附子 9g（久煎），白术 15g，牡蛎 60g，麻黄 8g，干姜 4g，大枣 6 枚。10 剂。

疗效：2021 年 11 月 18 日患者告知，疼痛已大减轻。

有同行问，为啥去防风重用牡蛎？因为患者汗多、失眠、花剥苔（阴虚），牡蛎可滋阴、敛汗、安神，恰好对证；另外牡蛎还可止疼，也对应患者主证，故重用了牡蛎。有同行又问，牡蛎还可止疼？夏度衡老前辈有一名方——四味芍药汤，治疗三叉神经疼，疗效甚好，其组成为白芍、甘草、牡蛎、丹参，其中白芍、牡蛎均为 30g。我在临床中，治疗头痛、牙痛、关节痛、腰痛、少腹痛、痛经等，只要见阴虚有瘀热者，多用此方加减变化，疗效明显。我在临床发现，遇到大痛、顽痛，我常把白芍、牡蛎量加大到 60 ～ 80g，疗效更快。可有一点，白芍量大，服后会有部分患者拉稀，此弊可用少量干姜反佐。牡蛎一药，药性平和，临床上很少有不良反应，可大胆使用。

午后低热两月不愈，
方证对应三剂收功

刘某，男，58岁，翟镇甄庄人。每天下午 2～6 点发热，体温 37.3～37.7℃，已 2 个月，在洛阳某医院，查核酸阴性，排除新型冠状病毒感染肺炎，可住院治疗乏效。2021 年 11 月 16 日听人介绍来诊，伴见阵发怕冷，出汗多，舌红，苔薄少，脉弦。

思辨：午后定时低热，只要见定时发热，少阳证无疑，小柴胡汤主之；怕冷，汗出，太阳表虚证，桂枝汤证；汗出过多，舌红苔薄少，热盛气津两伤，竹叶石膏汤证。

处方：柴胡 20g，黄芩 10g，半夏 12g，党参 15g，干姜 6g，甘草 15g，桂枝 20g，白芍 20g，竹叶 10g，生石膏 30g，知母 10g，麦冬 15g，大枣 6 枚。3 剂。

疗效：患者 11 月 19 日复诊，反映服上方 2 剂，即感浑身舒服，汗止，怕冷消失；服药至第 3 天，连续 2 个月的下午发热未再出现。

去除新感，可解旧疾

杨某，女，53 岁，洛阳人。2021 年 11 月 9 日来诊。胸骨后不适，心慌半月余，吃药、输液不效。曾因脑梗、高血压头痛于 5 月、10 月各住院 1 次。患者述，近 10 余天伴见咳嗽，吐黄稠痰，大便干，身无力。舌红，苔薄白，脉弦数。

思辨：患者心慌、胸骨后不适，结合高血压、脑梗史，怀疑冠心病，也在情理中，可前医用活血化瘀药却不效，患者近 10 天咳嗽、吐黄痰，考虑感冒及肺部感染，此新感表现，可能是诱发心悸、胸骨后不适的主要因素。

辨证：咳嗽、吐黄痰、便干，痰热互结证，用我的经验方——麻小苇桔汤（由麻杏石甘汤、小陷胸汤、千金苇茎汤、桔梗甘草汤组成，在我的《咳嗽小验》中曾分享过）；身无力、心慌、胸骨后不适，心气不足、心脉瘀阻，生脉饮加薤白对应。

处方：麻黄 6g，杏仁 10g，生石膏 30g，半夏 15g，黄连 5g，冬瓜仁 20g，桃仁 10g，薏苡仁 20g，芦根 20g，桔梗 10g，大黄 8g，党参 15g，麦冬 15g，五味子 8g，薤白 15g，大枣 6 枚。7 剂。

疗效：上方服完，患者因工作忙于 11 月 22 日才来复诊，我问他：服上方几天能见效？答曰：服第 1 天即感舒服许多，药服完，病已十愈八九。

血府逐瘀汤治不寐

血府逐瘀汤，由四逆散和桃红四物汤加减而成，功能疏肝理气，活血化瘀。因方中有生地黄、赤芍、牛膝，故还有养阴清热、引火下行之效。肝郁会化火，瘀血可化热，阴虚则火旺，火旺则阴阳失和，阳不归阴，故夜不能寐。血府逐瘀汤疏肝理气，防肝郁化火；活血化瘀，可疗瘀血化热；养阴清热，能解阴虚火旺。故如王清任言："夜不能睡，用安神养血药治之不效者，此方若神。"本人经验，临证时，此方加牡蛎60g，治失眠效更佳。

怪证口渴二十五年，合证合方半月见功

李某，男，47岁，塔庄村人。2021年11月8日由同行朋友介绍来诊。自述口干渴（极重）25年，500mL一杯水，每天喝10多杯还不解渴，伴见鼻子干，早上吐浓痰。舌红，苔厚干有裂纹，少津，脉大。

思辨：舌红、脉大，有热；苔厚干有裂纹、少津，阴虚；口渴，也是火盛伤津之候；口渴，喝水不解，脾虚，津液不能上承。清热生津，方选党参白虎汤合麦门冬汤；补脾升津，药用玉液汤。

处方：生石膏80g，知母10g，党参18g，麦冬30g，甘草10g，黄芪15g，山药15g，葛根20g，五味子8g，鸡内金8g，天花粉20g，乌梅15g，大枣6枚。

疗效：服上方 7 剂，患者即感诸症好转；服药 2 周，患者于 11 月 27 日三诊，反映口渴已大减。我观其舌象，舌质已润。

有同道会问，用这么大量，不像你平时的用药风格啊？我想说，用药如用兵，遇到劲敌，必须用猛将，才能取胜。

扫码看患者
舌象对比

中风病症多复杂久治不效，
辨方证抽丝剥茧立竿见影

黄某，男，66 岁，大口曹庙人。2021 年 11 月 20 日来诊。2021 年 9 月 20 日出现脑梗死，曾住院治疗，有房颤史。现症：舌根硬，口紧，怕冷，上眼睑水肿，胸闷，口中涎液多，心烦易怒，便溏，舌质暗，苔薄白，脉结代。

处方：麻黄 6g，桂枝 15g，柴胡 10g，黄芩 8g，生石膏 20g，当归 10g，白芍 10g，川芎 8g，杏仁 10g，茯苓 10g，薤白 10g，附子 6g（久煎），干姜 6g，甘草 8g，大枣 6 枚。7 剂。

疗效：药服完，患者于 11 月 29 日复诊，言除大便还稍溏外，余症均明显减轻。

按语：此患者的表现，看似纷繁复杂，无从下手，可只要细辨，还是有眉目的。患者年老体衰，又大病之后，怕冷、便溏，脾肾阳虚之四逆汤证；怕冷、口紧、舌根硬，寒凝血瘀之麻桂归芍芎药证（温通活血）；心烦易怒，肝郁化火，柴芩对应；上眼睑水肿，风水之证，唾液多，脾虚水泛，故以麻杏石甘汤宣肺利水，加茯苓健脾渗湿；胸闷、脉结代，心脉痹阻，桂枝甘草汤合薤白、川芎对症治疗。说到这，同行可能会质疑，你这叫对症用药。我想说，古人有时也这样用的。您细细观察，这是不是小续命汤加减？是的，小续命汤，千古名方，只要方证对应，治疗中风，疗效显著。

治疗心衰病，中医优势多

2021年11月19日看诊一位大娘，李某，77岁，大口马村人。胸闷憋气1年余，近一段时间加重，在市医院诊为"心力衰竭"，治疗效不显。现症：稍走路即上不来气，咳嗽，腰疼，下肢水肿，大便2～3天一行，口干，舌红少苔，脉沉无力。

思辨：患者稍动即上不来气，肾不纳气；腰为肾之府，肾为水脏，腰痛、下肢水肿，肾阳不足，水湿泛滥。故方用真武汤，温肾利水兼以纳气。舌红，少苔，气阴不足之生脉饮证（有人会说，有水泛还有阴虚，这不矛盾吗？一点也不矛盾，在心力衰竭患者身上，因为肾阳不足，津液升腾无力，经常表现为下边水湿泛滥，上边气阴不足，同行临证时，也可观察观察）。久病必瘀，胸闷压气，心脉痹阻，加丹参、川芎、薤白，通阳活血。

处方：附子9g（久煎），茯苓20g，白术15g，干姜4g，白芍15g，党参15g，麦冬15g，五味子8g，丹参10g，川芎6g，薤白15g，大枣6枚。7剂。

疗效：服上方7剂，2021年11月29日患者复诊，大娘高兴地说：这药劲真大，服后走路、跑步胸也不闷了，腰痛、下肢水肿也明显减轻。我又看了一下患者舌象，已能看见少许舌苔，说明患者胃气津液已复，疗效不错。

医生的话也是一味良药

田某，女，56岁，掘山村人。2021年11月21日来诊。自述与弟弟生气后，近几个月咽部如有物梗阻，吐之不出，咽之不下，有痰，食欲差，口臭，入睡困难，并悲观失望，悲伤欲哭。舌红，苔薄白，脉弦。

因患者情绪低落，自认为得了不治之症，为了解除其顾虑，我给她讲，您这病不大，中医学称这病为"梅核气"，就是人生气后，气机不畅，再加上生气后，消化功能下降，聚湿生痰，痰气郁结于咽喉的表现。中医学治这病，有专用方半夏厚朴汤。至于口臭，是胃热之表现；失眠，胃不和则卧不安。中医学也有专治这病的方子，半夏泻心汤，效果也好得很。所以不要有心理压力，您先服服药看看。

处方：半夏 15g，厚朴 10g，茯苓 15g，苏叶 10g，干姜 5g，桔梗 10g，黄连 5g，黄芩 10g，党参 15g，甘草 15g，山楂 15g，牡蛎 60g，大枣 6 枚。7 剂。

11 月 30 日患者复诊，高兴地对我说：这药服后，我咽部不利感不仅消失了，失眠好了，这些天心情也好了，也不再光想哭了。真的太感谢你了！

按语：临床看病，辨证用药重要，给患者心理疏导更重要，医生的话也是一味良药，让患者明白病是咋来的，病重不重，怎样治，心结打开了，再结合吃药，事半功倍，疗效才更好。

方证对应，合证合方，简单的思维，神奇的疗效

宋某，女，48 岁，平顶山人。半个月前来诊，来时输尿管结石手术后两月余，尚有尿急、尿频、尿痛，尿中带血，伴见身无力，腰困痛，怕冷，晚上口干渴。舌红，苔薄白，脉沉弦。

处方：知母 10g，黄柏 10g，肉桂 3g，附子 6g（久煎），生地黄 15g，熟地黄 10g，山药 10g，山萸肉 12g，茯苓 10g，泽泻 10g，牡丹皮 10g，白芍 20g，甘草 10g，大枣 6 枚。

疗效：服上方半月，诸症十愈七八。

按语：此患者尿急、尿频、尿痛，尿中带血，伴见晚上口干，是阴虚火旺之知柏地黄汤证；身无力，腰困痛，怕冷，乃肾阳不足之肾气丸证；腰痛，怕冷，是阴阳俱不足之芍药甘草附子汤证。方证对应，合证合方，简单的思维，神奇的疗效。

理中汤加减浅淡

理中汤为太阴病之主方，主要针对脾阳虚之吐利腹痛；四逆汤为少阴病主方，主治心肾阳虚，机体失温、功能衰减的病证。附子理中汤为两方合方，对应心脾肾阳虚，既有畏寒肢冷，又见吐泻腹疼、脉沉之证。黄连性凉，主清热燥湿，对于肠道湿热泻痢有特效，和理中汤相伍，即连理汤，是寒热并用之典范，对应既有脾阳虚，又见湿热之证，患者常见久泻久痢，腹疼隐隐，并伴大便有黏液，里急后重，大便后还想大便、便后无畅快感为连理汤证的主要特征。

另外，理中汤对久泻，有脾虚还有湿热者，还可以并用四君子汤、葛根芩连汤，疗效非凡。

2021年12月7日复诊一位患者，腹泻3年，大便有黏液，里急后重，一天10余次，处方四君子汤、理中汤、葛根芩连汤，三方合方，去黄芩加山药，服药5剂即大效；服药20剂，患者复诊诉近几天，大便一日1次、已成形，病获痊愈。

老年人的病，
及时治疗，疗效也好

周某，女，87岁，寇店水泉人。两腿怕冷且困，左腿痛，因自己不想麻烦孩子们，故耽误了10余天，因痛得实在受不了，才让孩子陪同来诊。伴见晚上口干，大便不畅快。舌淡红，苔薄白，脉沉弦。

思辨：年老体衰，腿困怕冷，肾阳不足，兼有外寒。扶肾阳，首选附子；祛寒止痛，选麻黄、桂枝。晚上口干，大便不利，阴虚失濡，结合腿痛，方选芍药甘草汤加当归，养阴血、濡润经筋止痛，兼疗口干、大便不利；不通则痛，用丹参、鸡血藤、牛膝，活血通痹止痛。

处方：麻黄6g，桂枝10g，附子8g（久煎），白芍20g，甘草10g，当归10g，丹参10g，鸡血藤15g，牛膝10g，大枣6枚。5剂。

药服完，患者于2021年12月9日复诊，言服上方1剂，腿痛就好了一半；药服完，诸症已基本消失。

按语： 此患者服药能获如此疗效，关键点在于麻黄、桂枝、附子的应用。3味药温经散寒止痛，疗效显著，但因此3味药，均为药中猛将，遇到老年人大多不敢用。该患者年龄虽大，但整体体质较好，最重要的是，有脉沉、怕冷、疼痛的适应证。另外，芍药甘草汤加当归、丹参，不仅有养阴血作用，对应口干、大便不利之症，还能很好地制约麻黄、桂枝、附子的辛燥之弊。中医学讲"有是证，用是方"，故大胆用之。实践说明，老年人的病，只要及时就诊，当医生的，细心诊断，大胆用药，往往疗效也是很好的。

腰腿痛治验一则

市区一大姐，腰腿痛日久，伴见腿冷困，手足冷，大便干，脉沉紧。

处方：当归18g，白芍36g，桂枝20g，通草3g，细辛3g，甘草10g，大黄9g，附子9g（久煎），丹参10g，鸡血藤10g，牛膝10g，大枣6枚。

疗效：服上方2周，患者复诊，除手还稍凉外，余症悉平。

按语： 此患者3个主症：腰疼、腿冷、大便干，结合脉沉紧，乃寒凝之证。温通经脉，用当归四逆汤；寒性便秘，用温阳通便法，选大黄附子汤。此处方中，当归、白芍、桂枝3味药的用量较大，我是这样考虑的，当归、白芍用大量，一是养阴血止痛，二是润肠通便；桂枝大量，重在温通阳气。3味药量重，也是为了紧扣痛、冷、便秘这3个主症。

治病救人，传播中医，不吐不快，谢谢大家。

治难证，还得中医思维

赵某，男，50岁，孟津人。患者半夜二三点心慌，出汗，有濒死感，日已久。平素易头疼，入睡困难。面暗唇青，脉弦。因久治不效，还曾在某精神病院按精神病治疗了一段时间，也乏效。患者还反映一情况，平时只要一吃生蒜，便心跳加速，难受至极。

思辨：患者半夜心慌，出汗，平素入睡困难，脉弦，瘀热扰神之象；生蒜为辛热之品，吃生蒜心跳加速，更佐证了此病大体属热。血府逐瘀汤疏肝解郁、养阴清热、安神定志，正对此证。因汗出明显，佐生脉饮加牡蛎，益气养心敛汗；发病时有濒死感，面暗唇青，心中悸动，是心脉痹阻，薤白为治胸痹之要药，但薤白为野小蒜，吃大蒜不适，因小蒜性大同，也不可用，故改用桂枝，既可通阳行痹，又可扶心阳定悸，还可制方中生地、麦冬的滋腻之性。

处方：柴胡12g，当归10g，生地黄10g，桃仁10g，红花5g，枳壳10g，牛膝10g，赤芍10g，川芎10g，甘草10g，党参15g，麦冬15g，五味子8g，桂枝15g，牡蛎60g，大枣6枚。10剂。

药服完，患者于2021年12月10日复诊。我问：感觉啥样？患者回答：服药至第3天，就明显见效。这不，药服完了，停药的这几天，睡眠一直很好，心慌、出汗及濒死感也没再出现，疗效很好。

————— "胡桃夹"证再验 —————

刘某，男，15岁，江苏人。从四五岁开始左胁下痛，时断时止，近几月疼痛天天出现，早晚明显，在某大医院诊为"胡桃夹综合征（左肾静脉压迫综合征）"，建议手术，听人介绍来诊。无血尿，大便稀，舌淡红，苔薄白，脉弦。

处方：当归10g，白芍20g，泽泻10g，白术15g，川芎10g，茯苓15g，桂枝10g，柴胡10g，枳壳10g，甘草10g，附子6g（久煎），干姜6g，大枣6枚。15剂。

疗效：服上方半月，患者疼痛已明显缓解；二诊守方又开半月，药服完，2021年12月12日患者母亲打来电话，说其儿子疼痛基本消失，想让再开点药巩固巩固。

扫码看2次彩超结果对比

按语："胡桃夹综合征"以前我也看过，有一位患者血尿明显，我曾用知柏地黄汤加减治愈。中医看病，重在对证。如此患者，虽同属"胡桃夹综合征"，可证却大不同，胁下痛，肝郁之候；大便稀，脾阳不足；久病必虚，久病多瘀。故用四逆散疏肝理气，气畅则痛止；四逆汤、小建中汤温中健脾，补虚缓急；不通则痛，故用当归芍药散活血化瘀，通则不痛。

"有是证，用是方"，方证对应，合证合方，故取佳效。

2022 年 2 月 12 日患者又做了彩超，检查结果显示已基本正常。

睡时有小石子顶住背部感治验

说起瘀血，2021 年 12 月 13 日曾复诊一患者，10 天前首诊，自述患一怪证，晚上睡觉时背部如有一小石子顶着，已数年。我心想，王清任讲瘀血证时有胸不任物的症状，此患者的表现可否思考为背不任物，遂开血府逐瘀汤一试。服药 7 天，患者反映，此症状已消失。

头顶烘热疼痛，这病咋治

朋友母亲，69 岁，头顶烘热疼痛，已数天，伴口干、出汗。舌质红，苔薄白，脉弦。

处方：白芍 30g，甘草 10g，牡蛎 30g，川芎 10g，生地黄 10g，熟地黄 10g，生石膏 30g，大枣 6 枚。

服药 7 剂，患者于 2021 年 12 月 14 日复诊，言诸症已愈。

按语：此病之辨，患者头烘热，阳热亢盛之症，故以牡蛎、生石膏平肝降火，直折其阳亢；汗出、口干，阴虚火旺，故以生熟地黄、白芍、甘草，滋养阴津，兼以降火；头痛，不

通则痛，故用川芎活血化瘀止痛。因病属阳，故用阴药，方机
对应，因而效如桴鼓。

午后低热两月余，
方证对应五日愈

郭某，男，28 岁，岳滩周堂村人。午后低热 2 月有余，
在洛阳某医院住院乏效，检测核酸排除新型冠状病毒感染，平
素有癫痫病。2021 年 12 月 9 日来诊。现症：下午低热，怕冷，
口干，便溏，舌红，苔薄白，脉弦。

思辨：怕冷，太阳表寒；口干，阳明里热；便溏，太阴脾
虚；午后潮热、日久不愈，可以看成少阳枢机不利。从方证
辨，低热、怕冷、口干、便溏，是寒热错杂之柴胡桂枝干姜
汤证。

处方：柴胡 18g，黄芩 10g，桂枝 15g，干姜 8g，牡蛎
30g，天花粉 12g，生石膏 30g，甘草 10g，大枣 6 枚。5 剂。

服上方至第 4 天，患者低热消失；药服完，患者于 12 月
14 日复诊，自述不适感已消失。守方又开 5 剂，巩固疗效。

肺癌喝水即呛，中医有办法

刘某，男，70 岁，山东聊城人。肺癌患者，10 天前来诊，

症见：喝水即呛，一说话就咳嗽，声嘶，口臭，无食欲，脉弦数。

处方：柴胡 12g，当归 10g，生地黄 15g，桃仁 10g，红花 5g，牛膝 10g，赤芍 10g，甘草 10g，川芎 10g，桔梗 10g，枳壳 10g，麦冬 30g，半夏 10g，党参 10g，大枣 6 枚。10 剂。

药服完，患者于 2021 年 12 月 15 日复诊，反映食欲改善，喝水呛已消失，口臭、声嘶好转。守方微调，巩固疗效。

思辨：咽喉为肺胃之门户，声嘶，一说话即咳嗽，肺胃津伤，咽喉失濡，麦门冬汤证；喝水呛，为血瘀之特殊表现，口臭为有热，化瘀清热，方用血府逐瘀汤。

清代医家王清任讲，饮水即呛，是血府逐瘀汤的特殊适应证。为医者，不可不知。

口歪眼斜中医治验一则

在以前记录的医案中，我曾分享过用麻黄附子细辛汤合黄芪桂枝五物汤加减，治疗面瘫疗效明显。因为此病多因感受寒邪，寒凝经脉，而此方温通经络，正对此证，故疗效很好。这不，今日又复诊一例面瘫患者，还是这病，还是这方，疗效显著。

高某，男，18 岁，庞村人。2021 年 12 月 13 日来诊。左侧面瘫已 10 天，西医治疗不效。自述 10 天前，因在校跑步后出汗脱衣受凉引起，左眼闭合不住，左侧不会提眉，左侧面部麻木，喝水口角漏水，伴见口干，左侧耳鸣，舌质红，苔薄白，脉紧。

处方：麻黄8g，附子8g（久煎），细辛3g，黄芪20g，桂枝15g，白芍15g，甘草10g，当归10g，丹参10g，川芎10g，知母15g，生地黄10g，大枣6枚。5剂。

12月18日患者复诊，左侧面部麻木感消失，口歪明显好转，左侧已能提眉，左眼已可闭合，口干、耳鸣消失。病愈大半，守方又开5剂，巩固疗效。

按语：此病之辨，为病因病机辨证与方证辨证相结合。患者汗后受凉，寒邪直中，故用麻黄附子细辛汤，温经散寒、祛邪外出；左侧面部麻木，血痹之证，故以黄芪桂枝五物汤加当归、丹参、川芎，益气通络活血；因有口干，津伤之候，故加知母、生地黄，一来滋阴润燥疗口干，二来制约麻黄、桂枝、附子的辛燥之性，又可润养肌肤。全方阴阳药并用，既对病机，又对方证，故取佳效。

治头晕小经验

对于顽固性头晕，用苓桂术甘汤合血府逐瘀汤多效。如顽固头晕兼有头痛恶心的，可在此基础上合用吴茱萸汤，疗效明显；如头晕伴身无力，下肢水肿，可用苓桂术甘汤合真武汤，多效；如头晕伴严重失眠，血府逐瘀汤加牡蛎，失眠愈，则头晕随之而解。

治病救人，就是我的快乐

刚才复诊一位患者，王某，女，85岁，5天前来诊。来时患者走路极慢，还上气不接下气，稍喘，面黄。患者说，自己身痒已一个月余，难受至极。伴见怕冷，便干，说话声音低微。舌红，苔薄白，脉结代。

我们当地人把这种人叫"气气"（形容身体极虚，随时有生命危险），大夫见这种患者，大多不愿意接诊。可作为一名医生，怎能见病不救？

思辨：身痒怕冷，外感表寒，日久不愈，正气不足，不足以鼓邪外出，故首方当用桂枝麻黄各半汤，考虑年老体衰，麻黄得用，但量宜小；稍动即喘，上气不接下气，脉结代，心衰之候，中医讲肾不纳气，乃真武汤证；面黄，为血虚，便干，稍有热，血虚有热，四物汤合三物黄芩汤对应，因苦参太过苦寒，故去之不用。

处方：麻黄3g，桂枝8g，白芍8g，杏仁8g，甘草8g，附子6g，茯苓15g，白术10g，当归8g，熟地黄10g，川芎6g，生地黄10g，黄芩3g，荆芥10g，大枣6枚。5剂。

疗效：上方服用5天，患者反映，不仅身痒大轻，而且身无力、喘、便干均明显好转。守方又开 5 剂，巩固疗效。

攻补兼施疗喘咳

随手记录临证经验，已是我生活的一部分，特别对于一些疑难病证，其治病思路及经验，如对同道有借鉴作用，可救治更多患者，不管从中医发展的角度，还是从社会效益，都很有意义。

今天又获一小经验，记录如下。

张某，女，74 岁。平素有气管炎史，近一段又咳嗽喘息，咳吐白痰，伴见胸闷口干，稍动即上气不接下气，首诊用小青龙加石膏汤效不显，脉沉。

二诊分析：咳嗽喘息，咳吐白稀痰，口干，小青龙加石膏汤证明显，可为啥用上乏效？患者年老体衰，久病，结合稍动即上气不接下气，脉沉，莫非伴有虚证？是胸中大气不足、下陷之升陷汤证？

遂果断处方升陷汤合小青龙加石膏汤：

黄芪 20g，知母 10g，桔梗 10g，升麻 5g，柴胡 5g，麻黄 8g，桂枝 10g，白芍 10g，半夏 10g，干姜 6g，细辛 3g，五味子 8g，甘草 10g，生石膏 30g，大枣 6 枚。7 剂。

这次方服完，患者复诊言：这次药疗效甚好，服后诸症大大减轻。

前些天，看一位患者，晚上喘，稍有黄痰，用我的经验方麻小苇桔汤，10天不效，其儿子（也是医生）讲，去年父亲曾出现一弯腰即上不来气，在我处用升陷汤加味治愈。一话点醒梦中人。年老、夜喘，虚喘？考虑到喘的厉害，稍兼黄痰，也是虚中夹实，遂用升陷汤合麻小苇桔汤，5剂收功，疗效显著。

老年人喘咳，如常法效不佳，这是一个思路，供同道参考。

"胃"病浅谈

临床看胃病，如患者胃脘胀满，心下痞证，常用半夏泻心汤取效；如患者胃脘不适，伴两胁下撑胀疼，肝气不舒，四逆散主之，疏肝也可和胃；如患者舌红少苔，胃脘隐痛，伴咽喉不利者，恶性肿瘤患者多见，胃阴不足，麦冬汤，平中见奇，往往收功；年轻人，大吃大喝，肚大如鼓，大便干或不畅，伴口苦口臭者，少阳阳明合证，大柴胡汤，可通腑泄热，并可减肥；如久病胃脘脐周或左下腹疼，伴见大便溏泄、一日数次，太阴证，理中汤、四逆汤多效，也可合用小建中汤。

临证见胆囊炎、胃炎患者，即右胁下痛、胃胀，在开四逆散合半夏泻心汤的同时，常嘱患者注意四点：一是饮食以家常饭为宜，清淡点最好；二是每顿吃八九成饱；三是调情志，心情要乐观；四是多运动。饮食清淡，吃八九成饱，减轻胃的工作量，运动是让胃之消化能力加强。肝主疏泄，肝为木脏，脾胃属土，五行相克，人气顺，则肝气畅达，不易横犯脾胃，也是为胃减压。

治疗心脏不适，中医优势明显

洛阳某医院一位西医大夫，男，54岁，因工作强度大，近一段出现胸闷、心慌，走路快就上不来气，服西药效不佳，因家人曾来我处看过病，自己也相信中医，遂来诊。伴见胃脘胀满，面暗，舌红，苔薄白，脉沉结代。

处方：桂枝15g，甘草15g，薤白15g，丹参15g，黄连5g，黄芩8g，干姜6g，党参15g，附子8g，麦冬15g，五味子8g，大枣6枚。

疗效：服上方20剂，诸症消失。守方又开10剂，巩固疗效。

按语：此患者心悸、胸闷为主症，结合面暗、脉沉结代，阳虚血瘀之证，故用桂枝甘草汤，温阳定悸；佐附子、薤白，加强其扶正温阳通阳之力；配丹参，养血活血；合生脉饮，益气养阴，一来补养心脏定悸，二来配合桂枝甘草汤，阴阳双补，也有阴中求阳之意；患者心下痞满，热蕴中焦，结合面暗、脉沉，整体阳虚而寒，中焦热，用附子泻心汤，扶正气，兼畅胃腑，中焦为上下之枢机，中焦畅达，则肺气降，故也可缓解胸闷之症；患者走快就胸闷，西医常见心功能不足，中医认为是肾不纳气，附子提振机体动力，补肾（强心）纳气，也是取效的关键。

心脏病的治疗，在中医看来，根据方证，可选用瓜蒌薤白白酒汤、枳实薤白桂枝汤、杏仁茯苓甘草汤、血府逐瘀汤、附子薏苡仁散、真武汤、苓桂术甘汤、桂枝甘草汤、生脉饮、小陷胸汤等。总之，中医治这病，"有是证，用是方"，方法多样，疗效确切。

方证对应，简单高效

高某，男，65岁，顾县镇人。10天前来诊。有慢性气管炎史，近几个月，胸闷气短，稍动即喘，胃脘胀，胃痛，无食欲，腿极冷，面暗青，舌淡红，苔略黄腻，脉弦。

思辨：患者表现了三个方证：一是胸闷气短，稍动即喘，为年老久病之虚喘，升陷汤证；二是胃脘痛，小建中汤证；三是胃脘胀满，心下痞证，半夏泻心汤证。

处方：半夏15g，黄连5g，黄芩10g，干姜6g，党参15g，甘草15g，桂枝15g，白芍30g，黄芪20g，知母10g，桔梗10g，升麻5g，柴胡5g，大枣6枚。7剂。

上方服完，患者于2021年12月25日复诊。患者反映，上方服下去一次，即感上下通畅，不仅胸闷气短、胃脘胀痛减轻，而且下肢也变热了；药服完，诸症大轻，疗效甚好。

按语： 此病的病机，我考虑为胸中大气下陷，中焦胃腑不通。至于腿凉，上下不畅，阳气郁结之故。用方时，在考虑病机的基础上，我直接用了方证辨证。实践说明，这种方证对应的方法，既简单又高效。

头沉失眠五月不愈，
中医思维两周收功

周某玲，女，49岁，顾县人。头沉，颠顶不适，失眠5个月，西医检查示颈椎病，可治疗乏效。舌红，苔薄白，脉弦紧。

处方： 柴胡12g，当归10g，生地黄15g，桃仁10g，红花5g，枳壳10g，牛膝10g，赤芍10g，川芎10g，甘草10g，吴茱萸5g，党参15g，牡蛎60g，大枣6枚。

疗效： 服上方2周，病愈。

按语： 中医看病，讲究四诊合参、辨证论治。此患者久病头沉，血瘀之候；颠顶不适、脉弦紧，厥阴头疼；失眠，瘀血化热，扰动心神。故方用血府逐瘀汤合吴茱萸汤加牡蛎，活血化瘀，止疼安神，方证对应，并不复杂，可为何之前久治不效？只因太相信影像，被"颈椎病"所误导。

刚才患者还向我咨询，其朋友胃息肉，可否看看。我给她讲，她估计是胃炎的表现，胃撑、胃痛、泛酸、恶心，均为胃气不降、胃腑不通之表现，别错怪了息肉。患者又问，那得消消炎吧？我说，中医讲，上下一畅，"炎症"自消。

老年人痴呆可考虑补肾

前一段时间看一患者，去年因脑外伤后引起痴呆，吃了一个月的中药痊愈，今年又复发，整日一句话不说，大小便失禁，在家人陪同下又来诊。看其眼神也有思维，就是不说话，我心中想，肾为先天之本，内居真阴真阳，主司二便，扶扶肾阳，提振提振精神，同时兼以固摄二便，看看疗效。遂开肾气丸加味，服药 1 周，患者二便已可控制，复诊时已可回答问题。

慢性气管炎，咳吐白稀痰，用这方疗效很好

表弟患慢性气管炎多年，每次急性发作，都会找我诊治。其症状喉中痰鸣，咳吐白稀痰，走快就上气不接下气。我常给

他用小青龙汤合金水六君煎，疗效不错，一般服 2～3 周，病即控制。10 天前表弟病又发作，这次我换了方子，1 周即控制病情，疗效更好。处方如下：

　　黄芪 20g，知母 10g，桔梗 10g，升麻 5g，柴胡 5g，麻黄 8g，桂枝 10g，干姜 8g，细辛 3g，白芍 10g，甘草 12g，半夏 15g，五味子 8g，大枣 6 枚。

　　按语：患者有气管炎史，发作时流清水鼻涕，咳吐白稀痰，外寒里饮证明显，故用小青龙汤，外解风寒，内化水饮。以前考虑久病肾虚，兼有痰湿，故佐用金水六君煎，补肾化痰；这次考虑每次发病，都见稍动即上气不接下气，可否为张锡纯所讲的胸中大气下陷之升陷汤证？遂用升陷汤合小青龙汤。实践说明，判断正确，疗效更佳。

　　临证几十年的经验，说出来一句话，即江湖人语"宁舍十贯钱，不舍一句话"。但我还是要说，因为我不想保守，我想做一名心怀天下的医生。

小议当归

　　当归性温，有动血之弊，但也得看配伍。罗元恺老师言崩漏不宜用当归，临证观察，并不一定。临证崩漏患者，用傅青主的加味当归补血汤，往往 1～3 剂即可收功，其方药组成：黄芪、当归、三七根、桑叶，我临证时常加生地黄、黄芩，疗效更好。不过用血府逐瘀汤加生化汤（内有当归），则有坠胎作用，医者临证时还得小心谨慎。

—— 柴四白虎菊花汤治验一则 ——

2021 年 12 月 29 日诊一患者，武某，女，72 岁。视物不清 1 月余，看东西如隔一层纸，西医诊为眼底出血，吃西药并激光治疗 2 次，均乏效。口干，大便干结，一周 1 次，舌红，脉弦。

处方：柴胡 12g，黄芩 10g，半夏 10g，党参 15g，甘草 10g，干姜 1g，生石膏 30g，知母 10g，天花粉 15g，当归 10g，白芍 15g，生地 10g，川芎 6g，菊花 3g。

疗效：服上方 7 剂，患者于 2022 年 1 月 8 日复诊，言口干、便干已好，眼看东西如隔一层纸感消退许多，视物已明显清晰。守方又开 7 剂，巩固疗效。

思辨：《伤寒论》少阳病提纲 "少阳之为病，口苦，咽干，目眩"，此患者视物不清（目眩），口干，典型少阳病表现，故以小柴胡汤，和解少阳为君；从脏腑辨，肝开窍于目，肝受血而能视，患者大便一周 1 次，便干，也反映津血不足，故以四物汤为臣，养血润燥，一来养肝血明目，二来滋阴通便，方中用生地黄易熟地黄，不仅养血，还可降火；患者平素有糖尿病，口干又明显，故以白虎汤为佐，清阳明热，顾护津液；加菊花一味，清肝热明目，并可引药上行于目，为使药。本病的基本病机为肝胃火旺，阴津不足，全方清火滋阴，正对病机，故效佳。

咳血案一则

前些年，四哥曾对我讲，咱爷爷治病胆大，故有人称其为"虎狼大夫"。爷爷擅治血证，什么咳血、吐血等。四哥还给我讲，段西一个呕血患者，服药头一天，呕血加重，吐血盈盆，患者家属来我家抱怨；谁知又隔一天，患者痊愈，其家人又敲锣打鼓来谢大夫。当时我想，那么重的病，接那茬干啥？谁知行医日久，才知医者父母心，自己劳心担风险，也想帮帮患者。这不，我也接诊一位咳血患者。

孙某，男，47岁，西朱村人。2022年1月5日半夜，自觉胸中烦热，身上燥热，接着咳血两口。此情况患者已出现过两次，头一次为上年9月份，在家服云南白药，3天不效，遂去洛阳某医院住院，花费三四千元，病愈。谁知11月份，病又复发，因家人害怕，直接到郑州某三甲医院看，花费1万余元。可病好不到2个月，却又复现。患者讲，花钱真花不动了。1月6日，听寇店一医生介绍来诊。症见口干，舌红，脉弦。

思辨：咳血，病位在肺，胸中烦热，身上燥热，肺经热盛；口干舌红，阴虚火旺，肺阴被灼，肺络受伤，故咳血。故用三黄泻心汤直折其火，凉血止血；用百合滋阴润肺，生地黄滋阴补肾，金水相生，防虚火上炎，兼以凉血止血；三七为止血之要药，止血不留瘀，不仅对症止血，还可防出血后瘀血阻滞脉道，再现离经之血；病已反复几次，正气耗伤，故加党参、黄芪、甘草，益气摄血，兼以扶正。

处方：大黄5g，黄连5g，黄芩8g，三七6g（打碎），百合10g，生地黄20g，黄芪10g，党参18g，甘草10g，大枣6枚。7剂。

疗效：服上方5剂，患者反映，上方服1剂即血止，疗效甚好，遂赶紧来再开几剂，一来巩固疗效，二来留2剂备用……

爷俩为啥都爱治血证？不是爱治，而是责任，因为救死扶伤是我们医生的天职。

—— 肺部真菌感染，用这方有效 ——

王某，女，48岁，李村镇人。咳喘半年余，曾在多家医院住院，疗效不显，在省某三甲医院诊为真菌感染，20天前来诊。症见：稍动即咳喘，咳吐白痰，上气不接下气，面暗唇青，眼白睛色蓝并呈水汪汪状，指节发青，舌淡红，苔薄白，脉弦紧。

处方：黄芪 20g，知母 10g，桔梗 10g，升麻 5g，柴胡 5g，麻黄 6g，桂枝 10g，半夏 12g，干姜 6g，细辛 3g，五味子 8g，白芍 12g，甘草 10g，杏仁 10g，厚朴 10g，大枣 6 枚。

服上方 20 余剂，患者于 2022 年 1 月 16 日复诊，咳喘及上不来气均明显好转，面色、唇色、指节青减轻。守方继续巩固疗效。

按语：此患者咳喘半年之久，稍动即上气不接下气，久病体虚，故以升陷汤补益胸中大气；用桂枝汤，调和营卫扶正。因喘咳明显，加杏仁、厚朴，一来有桂枝加杏子厚朴汤意，降气平喘；二来与升陷汤一升一降，调节肺之气机。患者咳吐白痰，为寒痰；面色口唇指节发青，主寒主瘀；中医五轮学说，把白睛称为气轮，气轮属肺，气轮水汪汪，一派寒饮之象。故以小青龙汤，外解风寒，内化水饮。本病虚实夹杂，此方攻补兼施，因方证病机对应，故取效。

急证齿衄一夜，
中药三剂收功

郜某，女，78 岁，王村人。发现血小板高 9 年，血小板在（1200 ～ 1400）×10⁹/L，曾肌衄 1 次，在我处治愈。2 年前又牙龈出血一昼夜，又在我处康复。7 天前再次牙龈不停出血一晚，遂又来诊。自觉体内燥热，胃中满。大便干结，舌红，脉数。

处方：大黄 5g，黄连 5g，黄芩 8g，三七 6g（打碎），生地黄 20g，生石膏 30g，知母 10g，牛膝 10g，干姜 2g，甘草 10g，大枣 6 枚。

疗效：服上方 1 剂即效，3 剂血止，身上燥热、胃中满、便干等症也消失。

按语：患者齿衄一晚，身体燥热，胃中满，大便干结，为阳明热盛，迫血妄行，急则治标，故以三黄泻心汤，直折胃火，泻胃通腑，凉血止血为君；用玉女煎，滋阴降火为臣，方中以生地黄易熟地黄，加强其凉血止血作用；用牛膝引火下行，用小量干姜反佐，制约三黄之苦寒，保护脾胃，三七止血，以治其标，甘草调和诸药，共为佐使。全方因方证对应，故取佳效。

方、机、证对应疗痼疾

毕某，女，38 岁，关林人。自述 8 年前，因吃凉皮、喝啤酒后，开始出现打嗝，胸闷，以后每因心情不快即严重，多方治疗乏效。2022 年 1 月 2 日听人介绍来诊。症见：胸闷，长吸气为快，频繁打嗝，胃脘不适，右胁下有撑胀感，便干，脉弦。

思辨：观前医用药，大多以治胃之方，故辨治宜另辟新径。从方证辨，此患者胸闷，长吸气为快，是胸中大气不足、下陷之升陷汤证；右胁下有撑胀感，乃肝气不舒之四逆散证，结合顽固呃逆，则为王清任讲的血府逐瘀汤证。至于胃脘不适，肝郁犯胃之证，大便干，津亏兼热，血府逐瘀汤疏木缓土，肝舒则胃和，且方中当归、桃仁、生地黄养阴活血清热，也可通便。方用升陷汤合血府逐瘀汤加减：

黄芪 20g，知母 10g，桔梗 10g，升麻 5g，柴胡 12g，当归 10g，生地黄 15g，桃仁 10g，红花 5g，枳壳 10g，赤芍 10g，川芎 10g，甘草 10g，大枣 6 枚。

疗效：服上方 7 剂，患者于 2022 年 1 月 19 日复诊，言此方疗效甚好，服后诸症大减轻。守方又开 7 剂，巩固疗效。

按语：此病之辨，用方证辨证与病因病机辨证相结合，"有是证，用是方"，方证方机对应，故取佳效。

感冒也可引起耳聋

宋某，女，72 岁，诸葛镇人。1 个月前突发左耳耳鸣、耳聋，自述耳鸣、耳聋前曾"感冒"3 月余，表现鼻塞、咳嗽等，自己在家用小单方生姜、葱、谷子煎水服，服后随即出现左耳如有物塞住感，患者心烦起急，又赶紧洗洗头，想着洗头后耳朵会轻松点，谁知洗后更重，遂由其儿子陪同来诊。考虑到患者鼻塞，太阳表寒；咳嗽，喉中痰鸣，吐黄痰，肺中痰热互结。故用我的经验方麻小苇桔汤。服药7天，鼻塞、咳嗽减轻，耳鸣稍效，故又开7剂；又服药3天，因耳鸣、耳聋只有小效，患者及家属着急，遂又去洛阳某大医院住院，医院按神经性耳鸣治疗几天乏效，故患者又来诊。症还是原来的症，方还用原来的方，又服药10来天，2022年1月22日复诊，言诸症已大减轻。

所用处方：麻黄6g，杏仁10g，生石膏20g，甘草10g，瓜蒌15g，半夏12g，黄连3g，冬瓜仁20g，薏苡仁20g，芦根20g，桔梗10g，生地黄10g，川芎10g，大枣6枚。

按语：疾病某一症状的发生，往往不是孤立存在的。如此患者，若单看到耳鸣耳聋，而忽视了鼻塞、咳嗽等症，就取得不了疗效。此患者外感风寒，内有痰热，是其主要病机，故用麻小苇桔汤外解风寒，内化痰热；热病日久伤津，故加生地黄；久病入络，故加川芎。全方以治外感为主，兼以化痰清热，养阴活血，用后外寒解，内热清，痰湿化，瘀血活，肾阴充，窍道通，故耳鸣、耳聋自愈。

抓主题，抓主证，
开方好比写作文

同道舅舅，53岁，腊月十四来诊。自述心脏放支架后，近两年胸闷依旧，伴见心烦易怒，口干口臭，便干，时有腹疼，面色憔悴，舌红，苔薄白，脉弦。

处方：柴胡 10g，黄芩 8g，干姜 2g，桂枝 10g，天花粉 10g，山楂 10g，大黄 6g，丹参 10g，薤白 10g，大枣 6 枚。5 剂。

上方服完，正月初七患者复诊，言上方疗效甚好，服后大便通畅，口干、口臭及心烦明显好转，并且胸中豁然开朗，胸闷消失。

按语：临证用药，如写作文，中心要明确，思路须清晰。如此患者，口干口臭，便干，阳明证明显；可患者大病久病，并非单纯热证、实证，面容憔悴，时有腹痛，有部分太阴脾虚，故首选柴胡桂枝干姜汤。我在以前医案中曾说过，口臭，也是柴胡桂枝干姜汤的特异性方证。因便干，减干姜量为 2g，另加大黄 6g；胸闷，乃心阳不振，心脉痹阻，故加丹参、薤白，通阳活血。全方用柴胡桂枝干姜汤加减调体质，丹参、薤白对主证，因方、证、人对应，故取捷效。

"增水行舟"法治疗小儿习惯性便秘

小女孩李某，4 岁，刘李村人。便秘 4 年，大便干结如算盘子，几日一行，每次大便时都痛苦异常。舌红，苔少。

诊为：津亏便秘。

方用：增液汤减玄参。

处方（中药颗粒剂，量相当于生药量）：生地黄5g，麦冬5g。一日2次，冲服。

疗效：服上方10天，大便一天1次，已不干结。因考虑病久津伤较重，嘱患者继续服药，喝2天停1天，再服1个月，观察疗效。

"增水行舟"治便秘出自《温病条辨》，为生津润肠以行大便之法。温病之大便秘结，分热盛与津涸两种原因。如果偏于热结实证，当用承气汤攻下；如偏于阴亏津涸之半虚半实证，则当用此法生津润肠以行大便，药用生地黄、玄参、麦冬之类。

"增水行舟"，属润下法，用于热结液枯的便秘症，尤以偏于阴亏液枯的半虚半实证为宜，代表方增液汤，方以大剂量的玄参、生地黄、麦冬增益津液，使热结液枯的粪便得以自下，犹如水涨船高则船行通畅故名。

尘肺用中药有效

朱某，男，71岁，马寨村人。患尘肺病多年，年内来诊，已吃药17剂。2022年2月12日三诊，患者反映春节期间，咳嗽、胸闷明显好转。我翻看了一下病历，记录如下。

症见：上气不接下气，喘，咳嗽吐白稠痰，食欲差，舌红，苔薄白，脉大数。

处方：麻黄 8g，杏仁 10g，生石膏 30g，甘草 10g，冬瓜仁 20g，桃仁 10g，薏苡仁 15g，芦根 10g，山药 20g，熟地黄10g，黄芪 13g，知母 10g，升麻 5g，柴胡 5g，山楂 10g，大枣 6 枚。

思辨：患者上气不接下气，喘咳，有两大原因，一是肺内停痰，气道不利；二是久病，肺脾肾不足，纳气能力下降。补益肺脾肾，用升陷汤加山药、熟地黄，宣肺化痰；考虑痰虽白但稠，不易咳出，也偏热痰，又病久有瘀，故用麻杏石甘汤合千金苇茎汤，宣肺清热，滋阴活血，强力排痰。全方方证对应明确，故取佳效。

———— 三叉神经疼小验 ————

2 个月前看一位同乡，男，30 岁，左侧面部、头左侧剧疼，疼得彻夜不眠，伴见怕冷，胸部刺痛。舌质红，苔薄白，脉弦紧。

处方：白芍 60g，甘草 15g，牡蛎 60g，川芎 20g，麻黄8g，桂枝 10g，葛根 20g，吴茱萸 5g，党参 10g，薤白 10g，大枣 6 枚。

前些天，患者反映，上次药服一剂即疼止，疗效甚好。

按语：此患者左侧面部剧痛，典型三叉神经疼表现，专病专方，选夏度衡老师的四味芍药汤，因头痛也较重，改丹参为川芎；患者怕冷明显，有一分恶寒，便有一分表证，外寒侵袭，寒凝经脉，不通则痛，故用葛根汤合吴茱萸汤，温散寒邪，通络止痛；胸中刺痛，是心阳不振，心脉痹阻，故加薤白，通阳行痹。

三叉神经疼在医学界号称疼痛之王，患者常痛得生不如死，并且复发率极高，痛苦异常。今偶得小验，思路分享于同道，可能会造福更多患者。

肝病治验

陈某，女,62 岁。乙型肝炎"小三阳"30 年，轻度肝硬化，2022 年 2 月 6 日来诊。症见：近两月右胁部痛，弯腰时加重，胃脘不适，眼昏，舌涩，少腹痛，口臭，面暗黄，眼窝青，舌暗红，苔薄白，脉弦。

处方：柴胡 12g，白芍 30g，枳壳 10g，甘草 10g，当归 10g，泽泻 10g，白术 10g，川芎 8g，茯苓 10g，黄芩 8g，桂枝 10g，干姜 5g，牡蛎 30g，山楂 10g，大枣 6 枚。7 剂。

上方服完，患者于 2022 年 2 月 16 日复诊，诸症明显好转。守方微调继服，巩固疗效。

按语：此患者右胁下痛，弯腰时加重（可能有停饮），少腹痛，面暗黄，眼窝青，肝郁血瘀水饮之候，方用四逆散合当归芍药散，疏肝健脾、养血利水；眼涩（肝火旺，肝血不足），胃部不适，为肝胃不和，结合口臭（胃热），又久病（正气不足），故选疏肝清胃健脾、扶正祛邪之柴胡桂枝干姜汤。全方以方证对应为主，结合脏腑辨证，肝、脾、胃同治，气、血、水并调，因病机方证对应，故取佳效。

单味黄芪疗短气

正月十八，家人在一块吃饭，席间，大姐告诉我，上次其孙女小朵朵气短（常喜深吸一口气），去医院做这检查，做那检查，吃药不效。我给开了几包中药免煎剂黄芪，一次半包，谁知只喝了四顿，症状消失，病即痊愈，疗效甚好。我听后，告诉大姐，中医药之所以能治病，是几千年来无数先贤及患者从实践中得来的宝贵经验，比如小朵朵的病，喜欢深吸气，古人讲，呼吸之病，以深吸为快，多为虚证。民国名医张锡纯又言，呼吸短气，此为胸中大气下陷，并创立升陷汤对应治疗。因小儿服药困难，我给小朵朵取了升陷汤的主药黄芪，补气升提，取得如此捷效，看似偶然幸中，实则有的放矢，理所当然。

气短，说话都说不动，这病咋治

刘某，男，58岁，嵩县人。2022年2月10日来诊。自述气短日久，说话都有说不动之感。脉沉。

处方：黄芪 20g，知母 10g，桔梗 10g，升麻 5g，柴胡 5g，肉桂 3g，附子 3g，熟地黄 10g，山药 10g，山萸肉 10g，茯苓 10g，泽泻 10g，牡丹皮 10g，大枣 6 枚。10 剂。

药服了 9 剂，趁周日患者再诊，言疗效甚好，诸症已愈。

思辨：此病病机有二，一是胸中大气不足，大气下陷；二是肾（虚）不纳气。补益升提胸中大气用升陷汤，补肾纳气用肾气丸，因方证病机对应，故效佳。

阳痿小验

鲍某，男，36 岁，首阳山人。近两年来无性欲，阳痿，身困，怕冷，头发稀少。舌淡红，苔薄白，脉沉。

处方：附子 6g，干姜 6g，甘草 8g，桂枝 10g，白芍 10g，熟地黄 10g，山药 15g，山萸肉 10g，茯苓 10g，泽泻 10g，丹参 10g，大枣 6 枚。7 剂。

服上方 7 剂，患者于 2022 年 2 月 21 日复诊，反映已成功过 2 次夫妻生活，疗效很好。

按语：阳痿一证，临床十分难治，我治疗此病，成功率也较低，今偶然获效，故想把思路和同道分享一下。此患者无性欲，怕冷，脉沉，少阴不足，故以小量四逆汤，微火生气，以扶肾阳；肾其华在发，患者头发稀少，肾精也不足，故用六味地黄汤，填补肾精；"一味丹参，功同四物"，精血同源，故以